AF457415

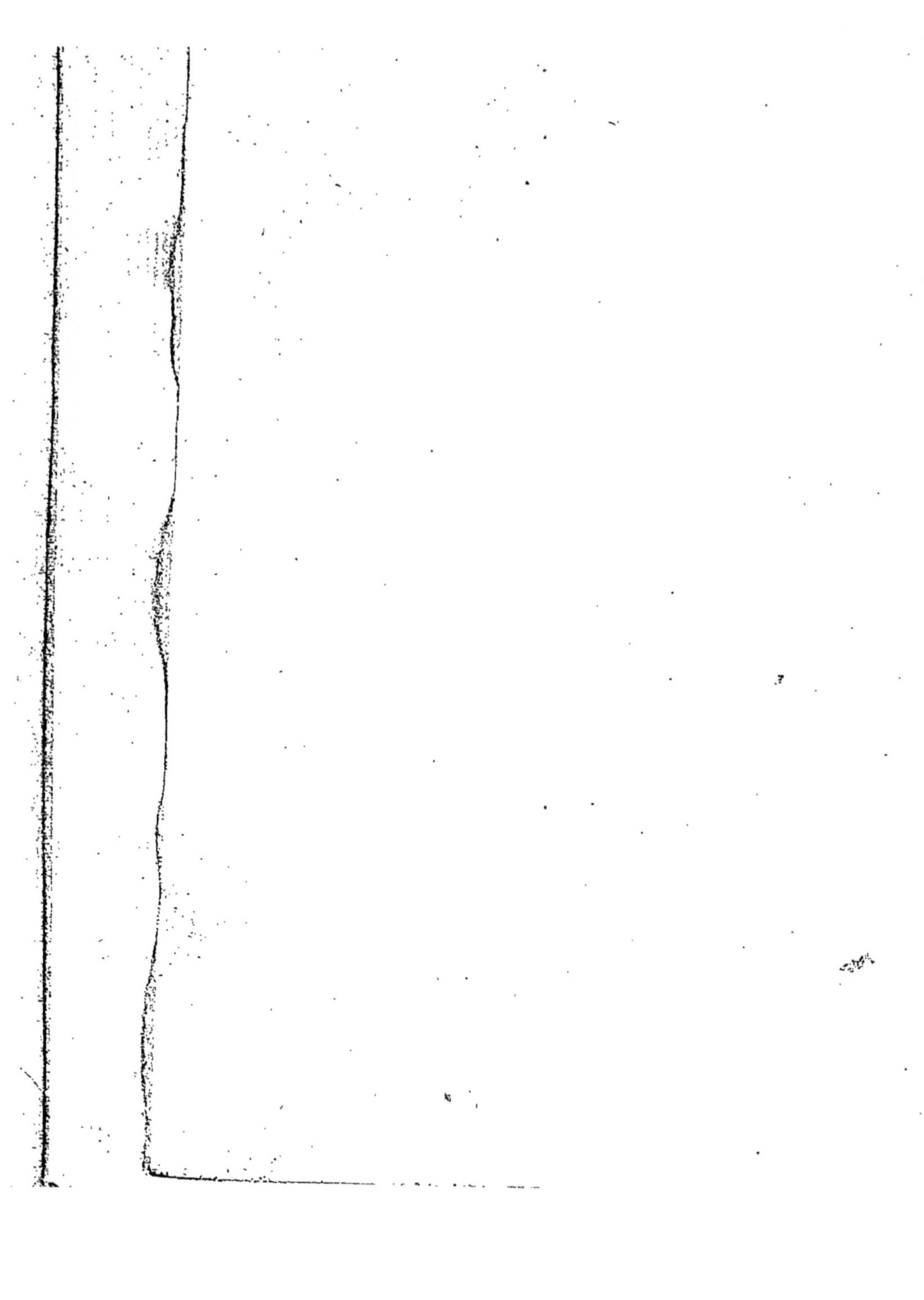

MOYENS

PRÉVENTIFS & CURATIFS

CHOLÉRA

RÉFLEXIONS SUR LES OPINIONS DIVERSES

Par F. T***

1884

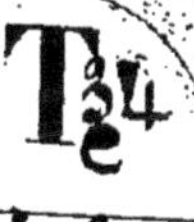

— IMPRIMERIE VITEZ-GÉRARD, RUE NATIONALE, 140.

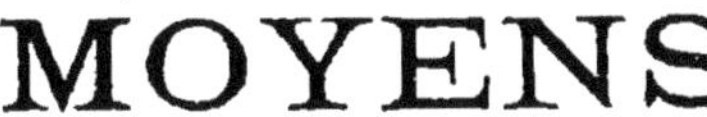

MOYENS

PRÉVENTIFS & CURATIFS

CHOLÉRA

RÉFLEXIONS SUR LES OPINIONS DIVERSES

Par F. T***

1884

LILLE. — IMPRIMERIE VITEZ-GÉRARD, RUE NATIONALE, 140.

AVERTISSEMENT

Aussitôt les tristes nouvelles sur l'apparition du choléra dans notre belle France, et cela au moment où déjà tant de misères sévissent sur la classe travailleuse principalement, mon cœur s'est gonflé, et, la première émotion passée, je me suis mis en devoir de rechercher dans de nombreux journaux quelles mesures préventives les autorités ou certains conseils institués avaient pu prendre.

J'ai rencontré de bonnes mesures. mais non un ensemble efficace et mis à la portée des personnes peu instruites.

L'humanité est mon guide.

Je me suis résolument mis à l'œuvre pour rédiger cette petite brochure écrite simplement avec des répétitions et certains petits détails pour être compris par le plus grand nombre. Je démontre la nécessité d'adopter le principe aussi vieux que le monde : *Le feu purifie tout.* Sans néanmoins manquer d'avoir recours à d'autres agents purifiants de certains gaz, etc.

Ces agents à employer ont la confirmation de leur efficacité par les nombreuses remarques faites depuis bien du temps.

Le choléra ne s'est jamais montré dans les lieux possédant ces matières.

Ensuite les observations judicieuses faites en diverses contrées et aussi à Londres, à la dernière épidémie,

Il convient ne pas perdre de temps à discuter sur les mots, car le fléau n'attend pas, il frappe et peut faire de nombreuses victimes

Il faut donc agir sans le moindre retard en employant les moyens rationnels que l'on trouvera dans ce petit livre.

D'un côté, les communes ou villes trouveront un memento des moyens dépendant de leur administration, et y pourront puiser des idées sages pour leur devoir vis-à-vis leurs administrés.

De l'autre côté, chacun apprendra ce qu'il doit faire, tant pour se protéger contre l'épidémie menaçante, que pour rappeler à son voisin les moyens qu'il doit employer. Il y a ici solidarité ; car le contact de la personne atteinte peut suffire pour propager l'infection,

Chacun a réciproquement intérêt à veiller sur soi et sur ses voisins.

La vie peut dépendre d'un oubli de prévoyance !

Que chacun ici foule aux pieds la différence de classes !

Qu'il n'y ait plus que des frères ! que la sublime humanité !!!..

Que tous nous nous entr'aidions ; et que l'administration agisse paternellement et veille avec vigilance et douceur ferme pour l'exécution des prescriptions.

MOYENS PRÉVENTIFS CONTRE LE CHOLÉRA

N'oublions pas que depuis la plus haute antiquité, tous les peuples ont attesté que :

« LE FEU PURIFIE TOUT »

Ne foulons pas aux pieds les résultats acquis et *certains* pour nous lancer dans les essais incertains de la science, le terrible fléau produit trop vivement son œuvre fatale, ne nous amusons pas aux essais ; laissons les hommes de science poursuivre leurs investigations sans nous arrêter pour le moment à leurs recherches incertaines.

— Un bon tiens vaut mieux que deux tu l'auras.

Le certain est le **Feu.**

Tout ce qui a été incinéré n'a plus d'odeur. Le feu est efficace et peu importe le prix quand il s'agit de la vie.

Chacun de n'importe quelle condition y tient. L'humanité le veut aussi.

Pour ceux qui n'ont pas les moyens pécuniaires, la commune devra leur venir en aide ; après le fléau évité ou arrêté, on avisera aux moyens d'équilibrer la caisse communale..

Ayons sans cesse présent à l'esprit que le choléra produit des ravages foudroyants et effrayants ; que parfois, il frappe avec une rapidité extraordinaire.

Que les victimes que cette terrible maladie fait ne sont pas seulement les morts, mais bien des veuves, das orphelins incapables de subvenir à leurs besoins matériels ; puis ensuite que deviendront l'éducation, l'instruction sur ce grand nombre ?

Il convient cependant répandre ces lumières et les faire pénétrer dans les êtres pour avoir un gouvernement fort, libéral, équitable et doux, ainsi que le veut la véritable humanité.

Toutes ces considérattons militent bien en faveur des mesures préventives efficaces que l'*expérience* et la *raison* nous enseignent.

J'ai le plus vif espoir que, ni le gouvernement, ni aucune commune ne faillira à ce devoir impérieux.

Raspail a démontré, il y a plus de 30 ans ! que le choléra était causé par des miasmes putrides animés et inanimés ; sa médication a été basée sur ces données et elle a généralement réussi.

Comme moyens préventifs, Raspail a aussi préconisé les grands feux.

M. Pasteur a, depuis, démontré que la fièvre tiphoïde, de même la rage et aussi le choléra sont le fait de Microbes, ou animalcules différents et particuliers à chaque maladie.

Le docteur Koch (allemand) a trouvé vivant le *Microbe du Choléra* dans les eaux de quelques marais de l'Inde.

Il n'y a donc plus à hésiter!.... On connait la cause et ses habitudes de vivre !.... Eaux croupissantes, eaux pestilentielles corrompues soit par des détritus de végétaux ou animaux.

Il est donc rationnel d'employer les moyens annulant, en décomposant ou annihilant la *cause* et l'*entretien de cette caase.*

La cause : **Microbe vivant.**

L'entretien de la vie de ce microbe : Eaux s'agnantes dégageant forcément des gaz délétères.

A cela, je dis avec Raspail :

D'allumer des feux à chaque orifice d'égouts ou de leurs bouches, près des canaux ou mares d'eaux croupissantes, les faux puits, etc.

Ceci est parfaitement rationnel. Qui ne sait que tous les insectes vont instinctivement vers la lumière, le *Feu* et s'y brûlent.

Ne remarque t-on pas souvent qu'à la lampe ou chandelle, les mouches, moucherons, papillons, mites, fourmis ailées, etc., etc., s'y jettent et s'y brûlent. Eh bien ! est-ce que les Microbes du choléra ou autres, les myriades de moucherons, que l'on voit si souvent pendant les grandes chaleurs, obstruant le jour tellement ils sont nombreux et dont les piqûres donnent de si violentes cuissons et occasionnent parfois la mort, n'iront pas se brûler à ces nombreux foyers de feux disséminés par toute la ville, et en même temps est-ce que tous les gaz méphitiques sortant de ces bouches d'égouts (soi-disant hermétiques) ne seront pas brulés et décomposés en d'autres gaz devenus inoffensifs mélangés dans l'atmosphère ?

La chimie le justifie.

On nous parle de commissions officielles d'hygiène, de salubrité, devant nous donner des indications spéciales si l'épidémie se déclare. Sans doute, ces honorables personnes font et indiquent ce qu'elles supposent bien ; mais elles sont sujettes à erreur comme chacun de nous.

Leurs décisions peuvent être inefficaces par plusieurs motifs.

Tout d'abord, elles sont toutes de l'école de ce temps et elles ont souvent peu de confiance dans les remèdes qui sont généralement en défaut avec l'effet qu'ils en attendaient ; aussi c'est pourquoi nous voyons à chaque instant des remèdes et moyens nouveaux supplantant, si pas complètement, du moins fortement, les anciens. Il y a quelques jours, le Dr Proust vient de reconnaître l'inutilité de l'acide phénique que l'on avait tant vanté comme préservatif. Créosote ou acide phéniqué.... Qui ne sait ce qu'il fait aux dents !

En un mot, ce qui a été vanté et préconisé à une époque ne vaut plus rien à une autre ; car l'expérience seule en a fait voir les dangers. La raison par l'analogie et une logique rigoureuse appuyée sur les comparaisons des effets ont été laissées à l'écart, sous prétexte qu'il manquait certains éléments probants et touchés, ce qui demande souvent bien des années de recherches et de tâtonnements ; quand la raison par l'analogie suffirait pour voir juste, en attendant de pouvoir toucher, comme St-Thomas, les trous des clous pour croire.

Pourquoi toujours ainsi errer à l'aventure plutôt que de suivre la voie de l'analogie et de la raison appuyée sur des faits connus et justifiés ?

Ensuite, parmi ces personnes, il y en a toujours une qui est considérée avec plus d'autorité, ce qui fait que les autres personnes se rallient généralement aux idées qu'elle émet. Avec cela, il y a encore bien d'autres motifs qu'il n'est pas utile d'énumérer ici.

Pour ne pas remonter plus haut qu'une soixantaine d'années ;

Nous avons eu : Médecine Leroy : **Purgatifs** et **vomitifs.**

Médecine Broussais : **Saignées** et **sangsues.**

Médecine Trousseau : **Arsenic** et tous autres poisons, qui est celle de notre temps avec force augmentation d'emploi des plus violents poisons pour les bobos les plus légers.

Aux temps où siégeaient ces académies médicales est-ce que les conseils officiels d'hygiène, etc., auraient prescrit autre chose que les moyens qu'ils préconisaient de leur temps ? les uns *purger* et *vomir* ; les autres *saignées* et *sangsues*, etc.... Est-ce que aujourd'hui que la nouvelle académie a fait litière de ces systèmes nous n'en ririons pas ? et cependant, à ces époques, *officiellement*, leurs procédés étaient recommandés ; aussi, que de personnes ont été victimes de croire et ne suivre que leurs recommandations !

Les moyens de chaque époque ont souvent été recommandés fanatiquement et si quelque personne n'ayant pour guide que la raison, l'analogie, les déductions rigoureuses du mathématicien, était venue indiquer d'autres moyens que ceux officiels, elle aurait été le point de mire de toute la secte et aurait été mal reçue par le public.

Aujourd'hui que le peuple a plus d'expérience, que l'instruction commence par pénétrer partout, le public questionne, veut savoir le pourquoi. Dans ce cas, il est assez apte pour comprendre des explications et des exemples analogues mis à sa portée ; de sorte que j'ai lieu de penser qu'il profitera des indications faites en ce petit opuscule ; qu'il ne négligera rien de ce qui y est indiqué; que les villes, de leur côté, feront le nécessaire, et en ce cas, je crois devoir oser leur prédire qu'ils éviteront le fléau cholérique, ou que, s'il est trop tard pour l'éviter, les victimes qu'il fera seront en bien petit nombre.

Voici d'abord les **moyens préventifs généraux :**

Toutes les nuits allumer de grands feux de bois, par préférence, mais à défaut, de coke, de charbon de terre ou tourbe, près de tous les orifices et bouches d'égouts, près des eaux croupissantes ou stagnantes, le long des canaux ou rivières dont les eaux ne sont pas pures, ou ont peu d'écoulement, autour des faux puits dans lesquels on jetterait tous les 2 jours du chlorure de chaux, ou même de la chaux vive.

Sur les feux près des faux-puits ou à tous endroits dégageant beaucoup de mauvaise odeur, on jetterait de temps en temps du goudron minéral, mais plus rarement, de la poudre de soufre.

Renouveler ces feux par intervalles dans le jour.

(Voir à la fin les moyens les plus économiques pour établir les foyers à feu.)

Dans les urinoirs et latrines, plusieurs fois par jour, flamber avec du petit bois, ou de la paille, ou de vieux papiers.

De plus, y tenir constamment, soit du chlorure de zinc, du chlorure de chaux, du goudron minéral ou végétal, ou du soufre en poudre.

Les matières en poudre seront renouvelées au moins tous les 2 jours.

Avant de flamber, on aurait soin, chaque fois, de retirer les vases de goudron pour éviter leur inflammation.

Si les parois étaient goudronnées, on éviterait d'approcher la flamme trop près.

En cas de goudronnage des parois, on remettrait une nouvelle couche tous les 4 à 5 jours ; soit aussitôt la dernière couche séchée.

Tenir constamment en parfait état de propreté tous les écoulements d'eau.

Qu'aucun détritus végétal ou animal ne séjourne sur la voie publique, ni dans les cours particulières.

Comme chaque jour, dans toute ville et surtout dans les centres populeux, il se forme forcément beaucoup de détritus ; que leur conservation pendant un certain temps peut être dangereuse par la décomposition, il y aurait lieu de les brûler chaque nuit à des endroits différents de la voie publique.

On les diviserait par petites quantités jetées à la fois sur d'ardents foyers établis aux bouches d'égouts, de manière à ne pas dégager une fumée trop épaisse.

Ces détritus encombrants et gênants serviraient ainsi à l'assainissement ; de plus, convertis en cendres, leur volume serait peu pesant, exigerait beaucoup moins de dépenses et moins de temps en chevaux et tombereaux pour enlever chaque jour le produit du balayage; enfin, les cendres en provenant seraient un excellent engrais tenant peu de place et pouvant être conservé très longtemps sans dégager aucune odeur, ni nuire.

Ces incinérations de détritus pourraient se faire même le jour.

Ne faire aucun curage de rivieres ou canaux, ni remuer aucune terre vaseuse.

Pour les curagés indispensables d'égouts ou fosses, on aurait soin, au préalable, de désinfecter suffisamment et, néanmoins, de tenir allumé un grand feu à l'orifice de sortie des matières et de même à tous autres y communiquant.

Les fosses d'aisances à vider seraient aussi traitées de la même manière, en prenant les précautions voulues pour éviter les effets des gaz détonnants.

Arrosements des rues

Les détritus végétaux ou animaux complètement desséchés ou exposés au soleil ardent n'exhalent aucun miasme, attendu qu'ils ne se décomposent qu'en tombant en poussière sèche et avec un assez long temps ; tandis que l'humidité par les arrosages en *plein soleil*, dégage d'abord une vapeur suffocante, puis établit une fermentation rapide. Les amas se réchauffent, dit-on vulgairement, dégagent de l'hydrogène carboné, sulfuré, etc., etc., et engendrent quantité d'animalcules ou petits insectes nuisibles, surtout en ces temps où l'épidémie peut sévir.

Il serait bien de tenir compte de ces faits patents, et alors d'ordonner les arrosages comme suit (sauf pendant les temps couverts, où l'on pourrait arroser dans le milieu du jour, sans cependant exagérer.) :

Le matin, de 6 à 7 heures, faire un léger arrosage en face chaque propriété, balayer aussitôt les ordures en petits monticules ; de suite après, arroser fortement trottoir et rue.

Le soir, entre 7 et 8 heures, faire la même opération sauf le balayage, peut-être. **Chacun faisant ce travail en face sa propriété, l'ensemble serait terminé vivement.**

Pour avoir assez de fraîcheur dans l'atmosphère ensoleillée, on laisserait couler pendant tout le jour de l'eau pure dans les ruisseaux.

Il serait prudent de ne pas suivre tout près des ruisseaux.

Mesures préventives particulières :

Toute habitation devra être tenue dans le plus grand état de propreté.

Chaque pièce habitée sera cirée, ou lavée à grande eau pour les rez-de-chaussée, et à diverses fois répétées et peu d'eau pour les étages, afin d'éviter la pourriture des plafonds, ayant soin de bien sécher en essuyant convenablement et de suite, avec une wassingue. Examiner tous les petits coins, les intérieurs d'armoires, qu'il n'y reste ni humidité, ni ordure.

Ouvrir les fenêtres et portes pour bien aérer pendant ce lavage et prolonger suffisamment pour activer l'évaporation et avoir une siccité convenable.

Pour les travailleurs, ce nettoyage pourrait être fait le soir, à la rentrée de l'atelier, ou le matin de très bonne heure, ce qui serait mieux ; en ce cas, on se coucherait plus tôt pour se lever de meilleure heure.

Toutes les cours et latrines seront lavées à grande eau matin et soir, autant que possible.

Tous les détritus de balais, wassingues, légumes et autres, seront soigneusement ramassés et devront être brulés dans le poêle, si possible, aussitôt leur production.

Dans les faux-puits, raverdoirs, ruisseaux, il y sera saupoudré, tous les matins et soirs, après les lavages, soit du chlorure de chaux ou de zinc, ou de la chaux vive.

Il en sera de même dans les latrines, les urinoirs et les cuvettes à eaux ménagères, où l'on pourra remplacer ces poudres par celle de soufre ou le goudron.

Tous les soirs, un feu ardent sera allumé près des raverdoirs ou faux-puits. On pourrait faire ces feux, par exemple, de 8 heures 1/2 à 9 heures 1/2 et éteindre avant de se coucher, pour parer aux incendies.

La Ville devrait veiller et faire distribuer le combustible aux habitants pauvres, afin qu'ils ne négligent ces précautions salutaires.

Les négligences de certains peuvent rendre victimes les personnes conscientes, s'acquittant de leur tache. Il convient donc d'exiger et de s'assurer que chacun fait son devoir.

Tous les plafonds et murs seront blanchis au lait de chaux vive et si l'épidémie se déclare, ce blanchissage sera renouvelé tous les mois, mais au préalable, il faudra complètement gratter et enlever les anciennes couches.

Tous les bois et vitres seront fortement lavés à l'eau de soude, au moins 1 fois par semaine.

Toutes les parties humides ou salpêtrées d'enduits ou de murs seront complètement grattées et refaites par un moyen spécial qui empêchera à toujours cette humidité. (Voir détails dans la brochure faite par M. Tison, architecte à Lille.)

On se gardera bien d'appliquer aucun lambris de bois, ou tendre des toiles au-devant de ces parties humides. Ce système cacherait le vice, mais ne serait pas moins dangereux pour la santé.

Tous les pavés et carrelages auront leurs joints bien remplis pour qu'aucune eau n'y séjourne.

Les pentes d'écoulement des cours et fils d'eau seront mises en état.

Ne pas faire de lessive dans les chambres, mais bien dans les cours. Eviter de verser ces eaux dans les cours ou conduits à ciel ouvert des habitations. Aller les verser aux bouches d'égouts, à moins de communication entre l'habitation et l'égout. Un siphon fermera les communications.

Si ce moyen n'est pas praticable, l'administration pourrait fixer une heure où l'on verserait ces eaux dans les ruisseaux des rues, puis on ferait couler abondamment de l'eau claire tout en balayant bien le ruisseau.

Dans les endroits privés d'eau de source, les habitants seraient tenus de verser suffisamment d'eau claire.

Dans les communes où il n'existe pas d'aqueduc, le maire déterminerait certaines heures, en rapport avec les travaux et les occupations de son endroit, pour verser ces eaux de lessive ou ménagères, avec injonction de verser ensuite de l'eau claire.

On commencerait par l'amont pour finir en aval dans le réservoir habituel autour duquel seraient entretenus de grands feux, malgré les matières désinfectantes que l'on y mettrait tous les jours. On y brulerait aussi du goudron et du soufre.

Tous les détritus provenant de ces balayages seraient mis en tas et brulés au moins une fois le jour, si pas au fur et à mesure, ce qui serait mieux.

N'OUBLIONS JAMAIS QUE LE FEU JOUE LE PLUS GRAND RÔLE.

Entretien du corps :

Tous les soirs, avant le souper, les ouvriers feraient sagement de se laver tout le corps avec de l'eau et quelques gouttes d'ammoniaque liquide. Cette eau décrasse complètement et sans savon, de plus, elle active la circulation du sang en le rendant plus fluide, rafraîchit efficacement tout le corps.

Que de malaises on s'épargnerait en contractant cette sage habitude.

Cette eau coûte si peu, elle est à la portée du plus pauvre.

Un litre d'ammoniaque liquide coûte 1 franc. (1)

Pour le lavage d'une personne, il n'en faut que le volume d'une demi-cuillerée à café, soit pour *400 lavages* dans un litre.

Voici comment on procède :

Dans un demi-litre d'eau propre, versez demi-cuillerée à café d'ammoniaque, commencez par vous laver toute la figure et le cou sans craindre l'odeur et le picotement aux yeux, puis mouillez un coin d'essuie-mains que vous passerez plusieurs fois sur tout le corps, en commençant par la poitrine,

(1) La tenir hors la portée des enfants pour qu'ils ne la boivent pas.

puis le ventre, le dos, les reins, les bras et les jambes, sans vous préoccuper si l'eau est noire.

Tout le corps lavé, ce qui ne demande qu'environ 8 minutes, vous pressez et lavez dans cette eau votre coin de linge et le tordez bien plusieurs fois ; ensuite vous jetez cette eau, en reprenez de la claire pour repasser les parties du corps qui vous paraîtraient en avoir besoin et compléteriez le rinçage du coin de linge ayant servi à vous laver ; vous laisserez sécher, et cet essuie-mains ainsi arrangé chaque fois pourrait vous servir une semaine.

Le matin vous n'auriez besoin que de vous laver la figure et les mains avec de l'eau ordinaire.

Pour ceux qui préféreraient faire ce lavage à l'eau ammoniacale le matin, l'effet en serait bon également, quoique celui du soir prédisposera le corps à un meilleur repos.

La nuit, les vêtements du corps seraient étendus à l'air pour se sécher et évaporer les odeurs, soit de la secrétion du corps, soit de la profession. Tous ces gaz se mélangeant à la grande masse d'air, seraient décomposés suffisamment par les feux allumés dans les rues pendant les nuits, les vents, les diviseraient, les dissémineraient, de sorte qu'ils ne nuiraient pas à notre organisme.

Tout cela est peu de chose dans chaque ménage et contribue puissamment à maintenir un air salubre.

Il faut résolument se mettre à l'œuvre et prendre cette saine habitude ; les débuts seront pénibles pour certains, surtout ceux chargés de famille, mais au bout d'une dizaine de jours, lorsque chacun en aura ressenti les effets salutaires, on ne trouvera plus que c'est une charge, mais on reconnaîtra que c'est un besoin dont on ne voudra plus se passer.

Il est à observer que ce moyen à une grande efficacité : il vous tient le corps dans un état de fraîcheur, de vitalité qui prémunit contre les indispositions et la plupart des maladies ; il vous épargne bien des souffrances, bien des chagrins, beaucoup de temps perdu par les maladies, par les entrées à l'hôpital, avec abandon forcé de la famille ; vous conservera, en conséquence, une plus grande somme de satisfaction comparée.

Les grands bains, soit à l'école de natation ou autrement, ne seront plus utiles et ces derniers n'auront jamais la dixième partie d'efficacité de ce système de lavage avec l'eau ammoniacale faible.

Tout le linge de corps ou vêtements quelconques, aussitôt défaits, doivent être étendus sur corde ou autre moyen, soit à la fenêtre, soit à la cour, soit en face du feu quand le temps est pluvieux ; en un mot, dans un courant d'air pour les assainir forcément.

Les chemises et bas seront lavés au moins une fois par semaine.

Quant les chambres seront inoccupées, on ouvrira les fenêtres.

Pour la nourriture :

Faire bouillir l'eau la veille, pour la boire le lendemain, si pure vous paraisse-t-elle ; car que d'animalcules, d'éléments nuisibles peuvent exister à notre insu ?

Le matin, pompez au moins 2 à 3 seaux d'eau avant de prendre celle pour votre ménage ; car bien des sels de plomb peuvent se détacher du tuyau et ils sont invisibles. Cela vous donnerait, soit des crampes d'estomac, des douleurs de ventre et, avec le temps, des douleurs articulaires, etc.

Les eaux de la ville, ou de n'importe où, pour boire, devront êsre bouillies aussi la veille.

On pourra, de temps à autre, y déposer *à froid* un morceau de *soufre* de la grosseur d'un œuf de poule.

Boire peu de bière et seulement aux repas.

Eviter les eaux-de-vie, genièvre à jeun, et toutes liqueurs ou sirops, car bien peu sont vrais, pour ne pas dire qu'il n'en existe plus de véritables naturels. Aussi que de douleurs, que de crampes, que de gastrites, etc., en sont le résultat ?

Pendant l'épidémie, on pourra prendre un petit verre de rhum après les repas.

Ceux qui peuvent prendre du vin, qu'ils choisissent le moins alcoolique, qu'ils y ajoutent au moins la moitié d'eau de goudron légère faite comme suit : (Eviter tout goudron préparé sous des titres divers)

Déposer 20 grammes de goudron de Norwège dans un vase en grès ou autre contenant au moins 3 litres, on l'emplira de bonne eau ; au bout de quelques heures on pourra s'en servir, puis, au fur et à mesure que l'on en prendra, on remplira avec de l'eau pure et l'eau sera suffisamment goudronnée. Il ne sera utile d'ajouter du nouveau goudron qu'au bout d'environ 2 mois.

Ceux qui voudront faire usage de la tisane suivante s'en trouveront fort bien : elle facilite les digestions, excite l'appétit, rend les urines claires et abondantes, évite la fièvre, régularise les fonctions du foie, etc.

Dans 2 litres d'eau, faire bouillir à petit feu, pendant 6 minutes, une forte pincée à 3 doigts de la composition suivante, bien mélangée : *Feuilles de groseiller noir*, *25 grammes ; petite centaurée, 20 grammes ; fleurs de camomille romaine, 10 grammes ; marrube blanc, 5 grammes ; racines de gentiane et racines de chicorée coupées très menues, chacune 5 grammes ; graines d'anis, 12 grammes ; feuilles de sené cassées, 5 gram. ; poudre de canelle de Ceylan, 2 grammes.* En retirant du feu, on versera le tout dans un pot ou théière et l'on boira froid, sans sucre ; car le sucre est inflammatoire et donne la soif. Comme goût, ceux qui le voudront pourront mélanger cette boisson avec environ 1/3 de café froid. On la prendra en dehors des repas, même aux repas.

Après avoir ressenti les bons effets de cette boisson, au bout de quelques jours, on s'habituera au goût, et ceux qui tiennent à leur santé ne voudront plus s'en passer.

On pourra prendre du café après le principal repas.

Eviter le plus possible les petits verres ou glorias.

S'abstenir d'eau de Seltz et de toutes eaux de sources quelconques, à moins que certaines, bien rares, utiles dans quelques traitements, et lesquelles ne devront jamais être continuées plus de 15 jours suivants ; s'il y a nécessité réelle, en reprendre après un certain temps, mais ne pas trop prolonger. Que de personnes ont été et d'autres seront victimes d'un usage trop prolongé de ce système d'eaux à la mode ?........

Ces eaux, à la longue, détruisent les muqueuses, tannent les tissus des artères et des veines, d'où des anévrismes, hématurie, etc.

Ne manger que des viandes ou poissons frais, parfaitement cuits ; il vaut mieux que ce soit un peu dur à la mastication, que peu cuit, sous prétexte d'être plus tendre et de goût plus délicat ; épicer convenablement, surtout poivre, thym et sel, ail même, sans exagérer.

Que les légumes soient bien cuits; éviter les choux, les lentilles, les oignons. Que les pois et haricots soient bien écrasés avec la fourchette.

Eviter trop de fruits; que ceux que l'on mangera soient *très mûrs*.

Les fruits, en petite quantité, facilitent la digestion.

Eviter tous excès en plaisirs, manger, boissons, travaux, marches, les courants d'air, etc.

De temps à autre, bruler sur une pelle ou fer rougi au feu, soit du vinaigre, ou de l'eau de Cologne, que l'on promènera dans la chambre ; on brulera aussi parfois le volume d'une noix de soufre en poudre.

Matin et soir, avaler une cuillerée à soupe, soit d'huile d'olive ou d'huile d'œillette. Ceux qui pourront le faire s'en trouveront bien.

Tenir souvent à la bouche une cigarette de camphre, surtout lorsque l'on se trouvera dans des endroits malsains.

A défaut de cigarette de camphre, tenir dans la bouche, sans l'avaler, un petit morceau de camphre.

A défaut de camphre, tenir une gousse d'ail dans la bouche, même un petit morceau de soufre.

Cracher sa salive, ne jamais l'avaler, surtout en temps d'épidémie.

Porter sur soi une très petite bouteille de sel de Mendererus, ou d'acétate d'ammoniaque, que l'on débouchera pour se passer sous le nez de temps en temps, surtout dans les endroits de mauvaises odeurs, ou près des malades. Ne pas aspirer trop fortement.

Moyens curatifs :

Avoir chez soi une petite bouteille de liqueur Anti-Cholérique (non sucrée) de Raspail. (Voir dans son manuel annuaire de la santé la manière de la faire.)

Ici à Lille, on la trouve parfaitement faite chez M. Deroo, pharmacien, rue de Paris, 119.

A la moindre crampe, ou mal de ventre, ou colique, ou vomissement, ou diarrhée, on avalera immédiatement un petit verre de cette liqueur, et si le mal résiste, ne pas attendre et en prendre un 2me petit verre.

D'un autre côté, on chauffera fortement des essuie-mains ou linges quelconques, qu'on appliquera sur les parties douloureuses (risque à se bruler) et qu'on renouvellera au moins toutes les 2 minutes. Appliquer même des fers à repasser bien chauffés, ou des bouteilles d'eau chaude, des briques chauffées, etc.

Sans perdre un instant, et pendant ces applications, on frictionnera fortement le dos et les reins et le ventre à l'alcool camphré.

Lavements suivants : Dans un litre d'eau pure faire bouillir à petit feu, environ 5 minutes : *Gros comme une noisette d'aloès, autant de soufre en poudre, une forte pincée à 3 doigts de sauge, 2 gousses d'ail coupées menues, retirer du feu et passer à travers un linge ; puis, le liquide assez refroidi pour prendre un lavement, verser dans la seringue ou irrigateur la quantité nécessaire et ajouter une cuillerée à soupe d'huile camphrée.*

Au bout d'un quart d'heure reprendre un 2e lavement semblable.

Dans l'intervalle, continuer les frictions énergiques sur tout le corps, sauf la poitrine, à l'alcool camphré ou l'eau de Cologne, ensuite à la pommade camphrée. Sur la poitrine, se contenter de mouiller à l'alcool camphré, ou eau de Cologne, puis aussitôt appliquer dessus des linges fortement chauffés et renouveler de 2 en 2 minutes.

Il faut chercher à obtenir, quand même, que la chaleur revienne sur tout le corps. On comprend donc qu'il ne faut perdre aucun instant, qu'il faut agir par tous les moyens. Promener même le long du corps, soit des briques ou fers chauffés, ou des bouteilles d'eau chaude, etc.

Ceux qui pourraient être placés, sur un matelas, dans une place de générateur, où il existe une forte chaleur, seraient dans le milieu le plus convenable pour y recevoir les soins et la médication ci-dessus expliqués. Dans ce milieu de haute température, les frictions et les médicaments agiraient plus vivement et sûrement.

Nous adressons une prière aux industriels, de vouloir bien mettre à la disposition des personnes atteintes par l'épidémie, leur salle de générateurs. Ce sera un acte humanitaire de la plus haute importance.

Quelques minutes après avoir pris le 2e petit verre de liqueur anti-cholérique, prendre de la tisane chaude de bourrache et camomille, dans laquelle on aura mis 3 à 4 gouttes d'ammoniaque par verrée ; en reprendre toutes les 5 minutes.

Après le 2e lavement, si un mieux sensible ne se fait sentir, administrer 45 grammes d'huile de ricin pour les grandes personnes, et 30 grammes pour les enfants de 5 à 14 ans.

Les cataplasmes aloëtiques très chauds, de Raspail, sont aussi très bons pour appliquer sur les parties douloureuses : estomac, ventre, reins.

Pendant le traitement, environ 4 fois le jour, brûler du soufre dans les chambres (comme il est dit ci-devant.) Avoir soin d'aérer suffisamment.

Moyen de faire l'huile camphrée :

Emplir un verre à vin d'huile à la salade, y ajouter, cassé par petits morceaux, le volume d'une noix de camphre.

Remarques essentielles :

Le soufre est anti-cholérique. Le Choléra n'apparaît pas dans les pays volcaniques, ni dans les parages des usines à soufre. On vient de faire cette remarque à Marseille.

Les ouvriers tordeurs d'huile n'ont jamais été atteints par le Choléra. Dans l'huile aucun animalcule ne peut vivre.

Le Choléra gagne généralement en descendant ou remontant les cours d'eau. Ceux-ci étant forcément encaissés, il en résulte des courants d'air. Les miasmes sont transportés par les courants, comme les graines et matières lourdes, par saccades et reprises à chaque coup de vent.

A l'instant, j'apprends que le Dr Koch dit le microbe propagé par linge humide et non l'air. Erreur pour l'air ; le microbe se déplaçant est, comme tout, soumis aux emportements des vents. Sans cela, pour le gagner, il faudrait toujours contact immédiat. Les cas fourmillent de ceux quittant un lieu atteint, sans avoir eu aucun contact, et sont cependant frappés dans les pays où ils fuient.

Ils avaient certainement reçu quelque animalcule déposé sur eux par le mouvement de l'air ou vent. — Les orages, par le même mécanisme, suivent aussi les cours d'eau.

Les chemins de fer transportent rapidement à de grandes distances des personnes contaminées, ce qui aide l'épidémie à se propager plus rapidement que d'attendre le courant des cours d'eau. Si l'on n'empêche l'entrée des voyageurs venant des lieux atteints, il conviendrait prendre les mesures suivantes : Avoir une chambre spéciale dans laquelle brûlerait du soufre, on y ferait séjourner, au moins 8 heures, tous vêtements ou bagages suspects. Pour les personnes, outre un bain sulfureux, il serait prudent qu'elles évitent de contact pendant au moins 2 jours.

Les cadavres cholériques, aussitôt la mort, devront être recouverts de goudron, de même leurs déjections et à ces dernières on y mettra le feu. Les vêtements seront brûlés ou fumigés immédiatement dans les vapeurs sulfureuses.

Les foyers à feu des villes seraient construits comme le font les briquetiers, avec des briques posées simplement à sec, et de telle section désirée, puis quelques morceaux de fer coupés de longueur à pouvoir servir pour ancrages, etc.

Ces matériaux ne seraient pas perdus. La dépense serait faible.

D'où vous viennent les conseils, évitez avec soin de faire usage d'aucun poison, soit en lavements, boissons, pilules, etc., tels, par exemple : le *laudanum*, l'*oxyde* ou *tous sels de cuivre*, *de mercure*, *etc.* Car les miasmes ou animalcules se joueront de ces poisons passagers, accompliront leur œuvre fatale, ou si les doses de ces poisons ont été assez fortes pour les anéantir, il arrivera souvent que le malade ne portera plus verte feuille (expression vulgaire), sa vie ne sera plus qu'un martyre de souffrances qui durera des mois ou des années, toujours en lutte pour éliminer ces poisons et généralement, malgré les traitements dépuratifs, fortifiants, etc., le résultat final sera la mort. Quels exemples effrayants, produits par ces poisons, les journaux et des écrivains spéciaux ne nous ont-ils déjà placés sous les yeux ! je vous adjure, au nom de la logique et de la raison, de tenir compte de ces résultats affligeants.

Le poison est toujours le poison, manié avec n'importe la main et la prudence !... Ces mains et prudence arrivent à ne pas tuer sur le coup.... mais la suite.... Que de santés détruites !... que de cas de folie!... que de ramollissements !... que de paralysies !... — l'énumération serait effrayante, je m'arrête, — n'ont pour cause que des poisons prescrits, comme remèdes, par ces mains spéciales........ Encore une fois, au nom de l'humanité, je vous adjure de vous refuser à ces médications !.......

Essai de démonstration comment les miasmes du Choléra, ou d'autres maladies épidémiques ayant une cause analogue, sont répandus dans l'air et frappent d'une façon paraissant bizarre, tandis qu'elle est toute naturelle :

Qui de vous n'a pas remarqué, par certains vents, des tourbillons de poussière décrivant des spirales pyramidales de grosseurs diverses, mais généralement peu larges? Ces tourbillons avancent assez vivement dans une direction, on cherche à s'en garer, quand tout d'un coup, par suite d'un obstacle du sol ou de construction, etc., la direction change et alors, surpris, on est enveloppé de ce tourbillon de poussière ; tandis que quelques amis en votre compagnie n'ont pas été atteints par cette même poussière.

La marche de ces tourbillons, genre de petites trombes, a les directions et les vitesses les plus diverses ... mais forcées, et dependant des obstacles que nous avons négligé d'observer.

N'oublions pas que quand le sol est lavé et sans poussière, par tous les vents, si faibles qu'ils soient, il y a toujours de ces remous, de ces tourbillons d'air que nous ne voyons pas.

Eh bien ! figurez-vous par ces temps d'épidémie, dont la cause est des animalcules, ou miasmes, ou microbes, lesquels, enveloppés dans ces remous ou tourbillons d'air, ne sont pas visibles à nos yeux, eu égard à leur infiniment petitesse ; mais ne viendront pas moins frapper, comme ceux que la poussière nous a révélés. Ils entreront par certaines portes ou fenêtres, ou entrées de rues, etc., et laisseront d'autres indemnes.

Voilà le simple mécanisme produit par les ondes et remous de l'air.

A cela joignons les contacts divers.

Quelques soi-disant savants ont dit que l'air devait être également vicié !... Non, non !... des corps de densités diverses, à plus forte raison ceux organiques avec les fluides, ne peuvent se mélanger ; pas plus que les bateaux avec les eaux et les moucherons avec l'air.

Il est pénible de voir écrire de telles absurdités....

La peur paralyse les fonctions vitales ; de la : Désorganisation.

On a peur parceque l'on doute des remèdes ; on craint de ne pas guérir.

Je vous dis : Redoublons de vigilance par les plus grands soins de propreté sur notre corps et dans nos demeures.

Ne faisons aucun excès ; nous échapperons au Choléra.

S'il nous atteignait, *n'ayons pas peur*, employons hardiment et sans aucun découragement les moyens curatifs ici indiqués et ayons la certitude que nous triompherons.

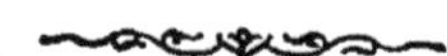

Lille, imp. Vitez-Gérard, rue Nationale, 140.

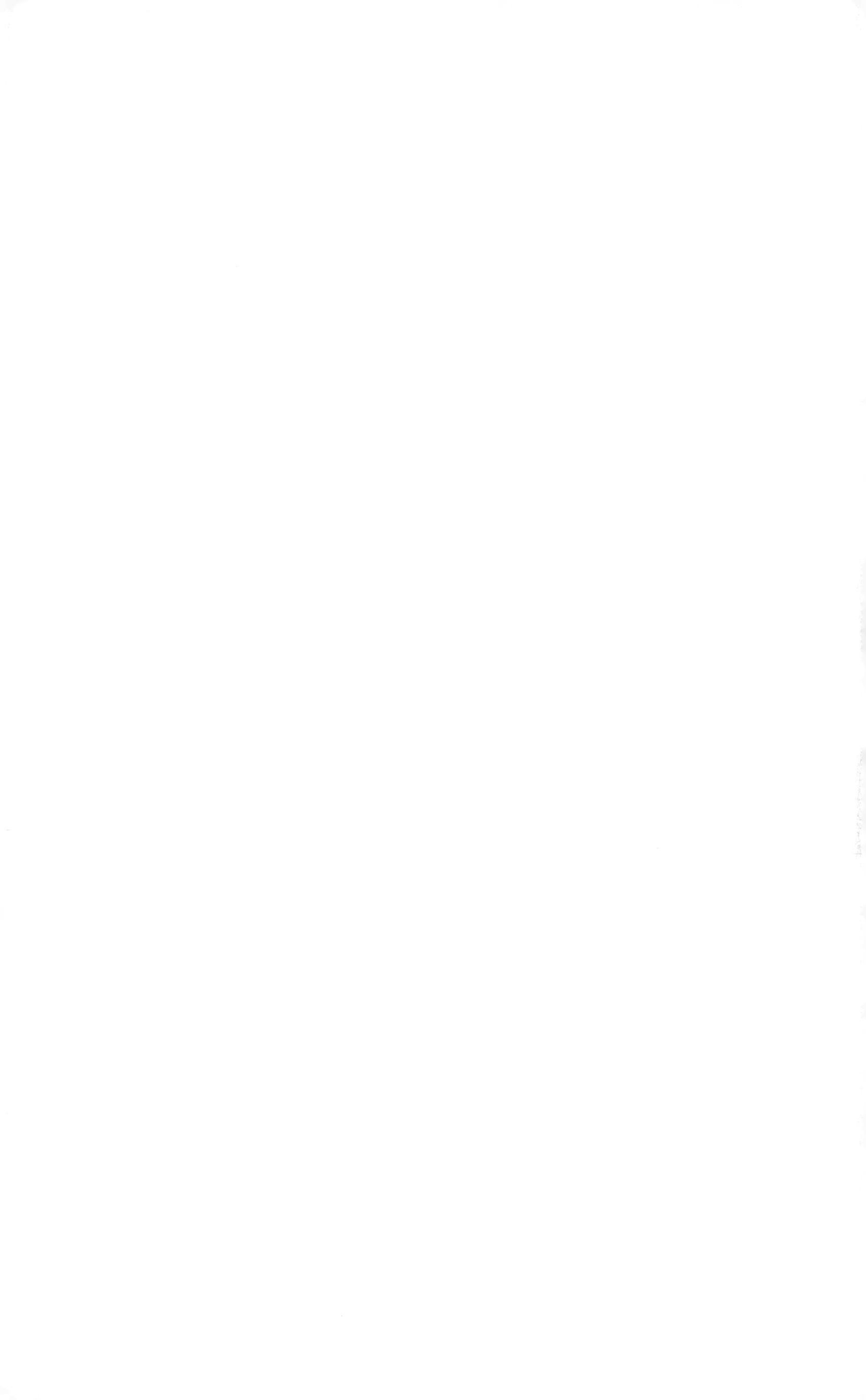

www.ingramcontent.com/pod-product-compliance
Ingram Content Group UK Ltd.
Pitfield, Milton Keynes, MK11 3LW, UK
UKHW022205190726
13855UKWH00004B/1634